BEI GRIN MACHT SICH IHR WISSEN BEZAHLT

- Wir veröffentlichen Ihre Hausarbeit,
  Bachelor- und Masterarbeit

- Ihr eigenes eBook und Buch -
  weltweit in allen wichtigen Shops

- Verdienen Sie an jedem Verkauf

Jetzt bei www.GRIN.com hochladen
und kostenlos publizieren

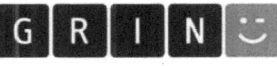

Konzepte und Strategien der individuellen Gesundheitsförderung. Entwicklung einer Präventionsmaßnahme in Form eines Kursprogramms in einem prioritären Handlungsfeld gemäß des Leitfadens der Prävention

K. Becker

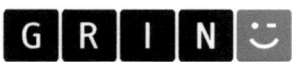

Bibliografische Information der Deutschen Nationalbibliothek:

Die Deutsche Nationalbibliothek verzeichnet diese Publikation in der Deutschen Nationalbibliografie; detaillierte bibliografische Daten sind im Internet über http://dnb.d-nb.de abrufbar.

ISBN: 9783346674951
Dieses Buch ist auch als E-Book erhältlich.

© GRIN Publishing GmbH
Nymphenburger Straße 86
80636 München

Druck und Bindung: Books on Demand GmbH, Norderstedt Germany
Gedruckt auf säurefreiem Papier aus verantwortungsvollen Quellen

Das Buch bei GRIN: https://www.grin.com/document/1245610

Deutsche Hochschule für
Prävention und Gesundheitsmanagement
Hermann Neuberger Sportschule 3
66123 Saarbrücken

Bitte Zutreffendes ankreuzen:

__x__   **Hausarbeit**

—   **Skript**

Modul:	Konzepte und Strategien der individuellen Gesundheitsförderung
Studiengang:	WS 2018
Datum Präsenzphase:	15.02. – 17.02.2021
Studienort:	Düsseldorf
Aufgabe:	Entwicklung einer Präventionsmaßnahme in Form eines Kursprogramms in einem prioritären Handlungsfeld gemäß „Leitfaden Prävention - Handlungsfelder und Kriterien nach § 20 Abs. 2 SGB V, Leitfaden Prävention in stationären Pflegeeinrichtungen nach § 5 SGB XI" (GKV-Spitzenverband, 2020)

Inhaltsverzeichnis

1 GRUNDLEGENDE INFORMATIONEN ZUR PRÄVENTIONSMAßNAHME 4

1.1 Bezeichnung des Kursangebotes 4

1.2 Handlungsfeld und Präventionsprinzip 4

1.3 Bedarf 4

1.4 Wirksamkeit 7

1.5 Zielgruppe 9

1.6 Ziele der Maßnahme 10

    1.6.1 Kernziel Stärkung physischer Gesundheit 10

    1.6.2 Kernziel Verminderung von Risikofaktoren 11

    1.6.3 Kernziel Aufbau von Bindung an gesundheitssportliche Aktivität 12

2 INHALTLICH-ORGANISATORISCHE GROBPLANUNG DES KURS-PROGRAMMS 14

2.1 Tabellarische inhaltlich-organisatorische Grobplanung 14

2.2 Inhaltliche Schwerpunkte und Programmstruktur 15

    2.2.1 „Theoretische Einheit" 15

    2.2.2 „Praktischen Einheit" 16

    2.2.3 „Mission: Fit" 18

3 INHALTLICH-METHODISCHE DETAILPLANUNG DES KURSPRO-GRAMMS 19

4 DOKUMENTATION UND EVALUATION DES KURSPROGRAMMS 24

5 LITERATURVERZEICHNIS 25

6 ABBILDUNGS- UND TABELLENVERZEICHNIS 28

ANHANG 29

Anhang 1:   BSA-Fragebogen 29

Anhang 1:   Freiburger Fragebogen zu körperlichen Aktivität 31

3

1 Grundlegende Informationen zur Präventionsmaßnahme

1.1 Bezeichnung des Kursangebotes

Das geplante Kursprogramm nennt sich „Herz-Kreislauf-Fitness".

Begründet wird die prägnante Titelwahl durch das kurze Anreißen des Kursinhalts, welche sich auf die Primärprävention von bewegungsbedingten Herz-Kreislauf-Erkrankungen bezieht. Im Fokus steht somit direkt der Schwerpunkt von ausdauerorientierten Herz-Kreislauf-Training zum Erhalt der Herz-Kreislauf-Gesundheit.

Zudem wird durch die einfache und subtile Wortwahl die gewünschte Zielgruppe direkt angesprochen.

1.2 Handlungsfeld und Präventionsprinzip

Das Handlungsfeld des Kursprogramms „Herz-Kreislauf-Fitness" ist die Bewegungsgewohnheiten in der individuellen Gesundheitsförderung.

Dabei handelt es sich um das Präventionsprinzip der „Reduzierung von Bewegungsmangel durch gesundheitssportliche Aktivität" (GKV-Spitzenverband, 2020, S. 65).

Das Programm richtet sich präventiv gegen den Bewegungsmangel bewegungsabstinenter Menschen zur Förderung der kardiorespiratorischen und muskulären Fitness, mit dem übergeordneten Fitnessfaktor Ausdauer.

Auch die „Vorbeugung und Reduzierung spezieller gesundheitlicher Risiken durch geeignete verhaltens- und gesundheitsorientierte Bewegungsprogramme" wird im Kursprogramm als Präventionsprinzip behandelt (GKV-Spitzenverband, 2020, S. 69).

Darauf bezieht sich die spezifische Ausrichtung des Bewegungsprogrammes, welches sich vorsätzlich auf das Entgegenwirken von kardiovaskulären Erkrankungen bezieht.

1.3 Bedarf

In Deutschland stellen Herz-Kreislauf-Erkrankungen die beständigste und häufigste Todesursache dar (Statistisches Bundesamt [Destatis], 2017). Im Jahr 2018 gingen 51,7 Prozent aller Todesfälle bei Frauen und 48,3 Prozent aller Todesfälle bei Männern, auf

Herz-Kreislauf-Erkrankungen zurück (Deutsche Herzstiftung, 2020).

Dabei lag 2012 die durchschnittliche Erkrankungshäufigkeit koronarer Herzkrankheiten in der Bevölkerung bei Frauen um 6,8 Prozent und bei Männern um 9,8 Prozent. Bis zum Alter von 44 Jahre weisen Frauen mit nur 1 Prozent und Männer mit bloß 2 Prozent auf eine sehr niedrige Prävalenz hin. Jedoch ab dem 45. Lebensjahr steigt die Erkrankungshäufigkeit auf 4 Prozent bei Frauen und 9 Prozent bei Männern. Dann erhöht sich die Prävalenz in der Altersgruppe ab 65 Jahre drastisch. Die diagnostizierten Fälle steigen bei Frauen auf 18 Prozent und bei Männern sogar auf 28 Prozent drastisch an (Robert Koch-Institut [RKI], 2014).

Schlussfolgernd besteht bei koronaren Herzkrankheiten ein hohes Erkrankungsrisiko mit hoher Sterberate im fortschreitenden Alter. Damit wird der zunehmende Mangel der Herz-Kreislauf-Gesundheit, vor allem im hohen Alter, ein großes geschlechterübergreifendes Gesundheitsproblem.

Die beeinflussbaren Risikofaktoren, welche die Entstehung von Herz-Kreislauf-Erkrankungen begünstigen, sind kardiometabolische Erkrankungen. Darunter fallen Hypertonie, Diabetes mellitus, Fettstoffwechselstörungen und Adipositas sowie gesundheitsbeeinträchtigende Verhaltensweisen wie die körperliche Inaktivität (Siegrist, 1988; von Eiff, 1976).

Um die daraus begünstigten Herz-Kreislauf-Erkrankungen zu vermeiden, sollten daher bestehende Risikofaktoren so früh wie möglich erkannt und beseitigt werden. Durch ein gesundheitsbewusstes Verhalten und einen aktiven gesunden Lebensstil können mögliche Erkrankungsursachen des Gesundheitsproblems positiv beeinflusst werden. Dies bietet ein großes Präventionspotential für Herz-Kreislauf-Erkrankungen.

Der Präventionsbedarf eines Kursangebotes, welches die allgemeine kardiopulmonare Leistungsfähigkeit und die Funktion des Herz-Lungen-Systems verbessert und somit den beeinflussbaren Risikofaktoren und Ursachen entgegenwirkt, ist daraus resultierend äußerst hoch.

Mittels eines Präventionsprogramms mit dem Schwerpunkt Herz-Kreislauf-Training kann der Blutdruck reguliert werden. Denn eine regelmäßige Bewegung senkt den systolischen/diastolischen Blutdruck um bis zu 11/6 mmHg (Fagard & Cornelissen, 2007). Dies wirkt sich positiv auf die Gefäße und die Ökonomisierung der Herztätigkeit aus.

Auch die Blutstruktur profitiert von einem Bewegungsprogramm und fördert das körpereigene Immunsystem durch aktivere Zellen (Duggal, Pollock, Lazarus, Harridge & Lord, 2018).

Zudem wird der Fettstoffwechsel erhöht sowie das Risiko für Diabetes mellitus verringert. Mit der körperlichen Aktivität steigt die Insulinsensitivität und der Blutzuckerspiegel sinkt (Colberg, Sigal & Fernhall, 2010).

Durch die Bedarfsdeckung mit dem Kursprogramm „Herz-Kreislauf-Fitness" kann somit die körperliche Aktivität maßgeblich gesteigert werden, um Risikofaktoren zu senken und schließlich Herzkrankheiten vorzubeugen.

Das allgemeine Gesundheitsrisiko, frühzeitig zu versterben, kann mittels eines gesunden aktiven Lebensstils und einem wöchentlichen konkreten Bewegungspensum um etwa 30 Prozent reduziert werden (Deutscher Olympischer Sportbund [DOSB], 2014).

Vor allem Erwachsene mit Bewegungsmangel, die noch nie oder lange nicht mehr sportlich aktiv waren, benötigen geeignete Bewegungsangebote, wie das Kursprogramm „Herz-Kreislauf-Fitness". Solche Präventionsangebote erleichtern sowohl den Einstieg in den Sport und die Bewegung, und bieten mittels Aufklärungen einen ausgezeichneten Start für eine Veränderung des eigenen gesundheitsschädlichen Lebensstils (Rühl, Kreuzer & Obenaue, 2008, S. 9).

Darüber hinaus wird mit dem demografischen Wandel der Bevölkerung, hin zu einer immer älter werdenden Gesellschaft, eine Dringlichkeit für das Ausdauer- und Bewegungsprogramms deutlich. Speziell die Altersgruppe ab 65 Jahre ist stark von Herz-Kreislauf-Erkrankungen betroffen (RKI, 2014). Und diese Bevölkerungsgruppe wird im Zuge des demografischen Wandels immer größer (Gesundheitsberichterstattung des Bundes [GBE], 2015, S. 435).

Die Folgen des epidemiologischen Krankheitsbilds sind nicht nur die fortschreitende Erkrankungshäufigkeit, sondern auch die daraus resultierende Zunahme an Behandlungskosten im weiteren Krankheitsverlauf. Diese belasten das Gesundheitssystem 2006 mit 35,2 Milliarden Euro, was mit 14,9 Prozent die Spitze der Krankheitskostenrechnung ausmacht (RKI, 2009).

Der volkswirtschaftliche Schaden in Deutschland, der mittels Präventionsmaßnahmen reduziert werden kann, hebt den Bedarf einer Primärpräventionen, wie den des Kurskonzept „Herz-Kreislauf-Fitness", hervor (Gohlke, 2012, S. 75).

1.4 Wirksamkeit

In der folgenden Tabelle wird die Wirksamkeit eines Bewegungsprogrammes als Primärprävention gegen koronare Herz-Krankheiten mittels einer evidenzbasierten Leitlinie belegt.

Tab. 1: Wirksamkeit der Primärprävention „Herz-Kreislauf-Fitness" anhand der Leitlinie der Europäischen Gesellschaft für Kardiologie (Piepoli et al., 2016)

Vollständiger bibliografischer Nachweis	Piepoli, M. F., Hoes, A. W., Agewall, S., Albus, C., Brotons, C., Catapano, A. L., et al. (2016). 2016 European Guidelines on cardiovascular disease prevention in clinical practice. The Sixth Joint Task Force of the European Society of Cardiology and Other Societies on Cardiovascular Disease Prevention in Clinical Practice (constituted by representatives of 10 societies and by invited experts). Developed with the special contribution of the European Association for Cardiovascular Prevention & Rehabilitation (EACPR). *European Heart Journal, 37* (29), 2315–2381.	
Darstellung der zentralen evidenzbasierten Handlungsempfehlungen zur Prävention (ins Deutsche übersetzt)	Rauchen:	→ Keine Tabakwaren jeglicher Art
	Ernährung:	→ Niedriger Gehalt an gesättigten Fettsäuren
		→ Bevorzugung von Vollkornprodukten, Gemüse, Früchten und Fisch
	Körperliche Aktivität/Sport:	→ 150 min/Woche gemäßigtes aerobes Fitnesstraining (je 30 min an 5 Tage/Woche)
		→ Oder 75 min/Woche intensives aerobes Fitnesstraining (je 15 min an 5 Tage/Woche)
		→ Oder eine Kombination davon
	Körpergewicht:	→ BMI 20-25 kg/m²
		→ Taillenumfang < 94 cm (Männer) oder < 80 cm (Frauen)
	Blutdruck:	→ < 140/90 mmHg
	Blutfette:	→ LDL ist der primäre Zielparameter

	Sehr hohes Risiko: < 1,8 mmol/l (< 70 mg/dl) oder Senkung um mindestens 50 % bei einem Ausgangswert zwischen 1,8 und 3,5 mmol/l (70 bzw. 135 mg/dl)
	Hohes Risiko: < 2,6 mmol/l (< 100 mg/dl) oder Senkung um mindestens 50% bei einem Ausgangswert zwischen 2,6 und 5,2 mmol/l (100 bzw. 200 mg/dl)
	Mittleres bis niedriges Risiko: < 3,0 mmol/l (< 115 mg/dl)
Blutfette: → HDL-C	Kein Zielparameter, aber > 1,0 mmol/l (> 40 mg/dl) bei Männern bzw. > 1,2 mmol/l (> 45 mg/dl) bei Frauen ist ein Hinweis auf ein niedriges Risiko.
→ Triglyceride	Kein Zielparameter, aber < 1,7 mmol/l (< 150 mg/dl) ist ein Hinweis auf ein niedriges Risiko (bei erhöhtem Wert Überprüfung weiterer Risikofaktoren)
Diabetes: → HbA1c < 7% (< 53 mmol/mol)	
Erläuterung der Bedeutung der Handlungs- empfehlungen für die geplante Präventions- maßnahme	Die hier verwendete evidenzbasierte Leitlinie gibt für Personen mit erhöhtem Risiko für Herz-Kreislauf-Erkrankungen öffentliche Gesundheitsmaßnahmen an. Mithilfe dieser vorgeschlagenen Zielparameter und gesünderen Lebensweisen sollen bevölkerungsweit Risikofaktoren reduziert und die kardiovaskuläre Gesundheit verbessert werden.
	Im Fokus stehen bevölkerungsweite Ansätze, die auf die Förderung eines gesunden Umfelds und einer gesunden Lebensweise abzielen, einschließlich Ernährung, körperliche Aktivität/Sport, Nichtrauchen und Mäßigung beim Alkoholgenuss.
	Aus der Leitlinie wird entnommen, dass mittels Förderung von körperlicher Aktivität/Sport und einer gesunden Lebensweise die Risikofaktoren, wie z.B. erhöhter Cholesterinspiegels und Blutdruckwerte, Adipositas und Diabetes mellitus Typ 2, gesenkt werden.
	Die Handlungsempfehlungen einer Risikofaktorintervention auf individueller Ebene sind evidenzbasierte Empfehlungen für eine Verhaltensänderung. Diese beinhalten motivierende Gesprächsführungen, sowie eine Aufklärung über eine gesunde Lebensweise und körperlicher Aktivität.
	Weiterhin empfiehlt die Leitlinie speziell für überwiegend sitzende und körperlich inaktive Menschen präventive sportliche Maßnahmen. Gesunden Erwachsenen werden hier mindestens 150 min/ Woche, je 30 min an 5 Tagen, gemäßigtes aerobes Fitnesstraining empfohlen. Alternativ werden 75 min /Woche, je 15 min an 5 Tagen, intensives aerobes Fitnesstraining empfohlen oder eine Kombination beider. Dazu wird eine allmähliche Steigerung der Dauer empfohlen, um den Nutzen zu erhöhen.
	Die Wirksamkeit der hier erwähnten Handlungsempfehlungen der Leitlinie wird insbesondere durch den höchsten Empfehlungsgrad und den Evidenzgrad A bestätigt.

8

	Aus dem hohe Empfehlungs- und Evidenzgrad der Leitlinien lässt sich die Wirksamkeit der geplanten Präventionsmaßnahme „Herz-Kreislauf-Fitness" ableiten. Denn die Handlungsmaßnahmen der Leitlinie spiegeln die Handlungsfelder und Präventionsprinzipien der angestrebten Primärprävention wieder. Somit bestätigt und stützt die evidenzbasierte Leitlinie die hohe Wirksamkeit einer bewegungs- und ausdauerorientierten Maßnahme als Prävention gegen Herz-Kreislauf-Erkrankungen.

1.5 Zielgruppe

Die nachfolgende Übersicht grenzt die Zielgruppe der Präventionsmaßnahme ein. Die Eingrenzung erfolgt anhand spezifischer Indikatoren der künftigen Adressaten.

Tab. 2: Zielgruppendefinition der geplanten Präventionsmaßnahme „Herz-Kreislauf-Fitness"

Geschlecht	Weibliche und männliche Versicherte
Alter/ Altersspanne	45-55 Jahre
Sozialstatus	Bildungsgrad nach Deutscher Qualifikationsrahmen für lebenslanges Lernen [DQR] (2017): Niveau 1 bis 4 Schulabschluss: • Hauptschul-/ oder Realschulabschluss (oder gleichwertiger Abschluss) • Berufsschule/ Lehre (oder gleichwertiger Abschluss) berufliche Stellung: • Nicht berufstätig, Hausfrau oder Hausmann • Angestellte/r oder Arbeiter/in
Gesundheitsrisiken/-belastungen	Body-Mass-Index (BMI): 18,5 bis 29,9 (Normal- bis leichtes Übergewicht) Bewegungsverhalten: • Ausschließlich sitzende Tätigkeit, wenig oder keine anstrengende Freizeitaktivität • Sitzende Tätigkeit, zeitweilig auch gehende oder stehende Tätigkeit • Kein, oder gelegentliches leichtes Training (1 Tag/Woche ca. 30 min) Ernährungsgewohnheiten: • Oft einseitig und fettreich mit zu wenig Kohlenhydrate und Ballaststoffe • Oft weniger frische Lebensmittel, dafür stark verarbeitete Produkte Alkohol-/Tabakkonsum: • Bei Frauen max. 12 g, bei Männer max. 24 g Reinalkohol am Tag

	• Kein Tabakkonsum bis maximal gelegentlicher Konsum
	Stressbelastungen: Wöchentliches bis tägliches Stressempfinden
	eventuelle Beschwerden:
	• Schnelle Erschöpfung und chronische Müdigkeit
	• Muskel- und Gelenkschmerzen/-beschwerden
Kontraindikationen	• Bestehende Herz-Kreislauf-Erkrankungen (Herzinsuffizienz, frischer Myokardinfarkt, Hypertonie Grad 2: ab 140/90 mmHg)
	• BMI über 29,9 (Adipositas)
	• Akute und chronische Infektion oder Erkrankung

1.6 Ziele der Maßnahme

Die Bewegungsmaßnahme richtet sich an die Zielgruppe Versicherter mit gesundheitlichen Risikofaktoren, bei denen eine Erkrankung des Herzkreislauf-Systems noch nicht vorliegt, mit der Absicht die kardiopulmonare Leistungsfähigkeit zu verbessern. Mit der Stärkung des Herz-Kreislaufs-Systems und der Verminderung von Risikofaktoren durch Bewegung und Aufklärung wird die Gefahr, an Herzleiden zu erkranken, minimiert.

Aufbauend auf dem Grundprinzip werden drei übergeordnete Ziele aufgestellt um eine Gesundheits-, Verhaltens- und Verhältniswirkungen, und darüber hinaus die Handlungskompetenz und Eigenverantwortung der Versicherten, zu bewirken.

1.6.1   Kernziel Stärkung physischer Gesundheit

Das erste Kernziel umfasst die Stärkung physischer Gesundheit mit dem Fokus auf gesundheitsbezogener Fitness im Bereich Ausdauersport (GKV-Spitzenverband, 2020, S. 66).

Die Erhaltung physischer Gesundheit, welche bei der 45-55 Jahre alten Zielgruppe durch Bewegungsmangel deutlich vermindert ist, trägt zur Widerstandsfähigkeit gegen Krankheiten und gesundheitlicher Risiken bei (Brehm, Janke, Sygusch, Wagner & Gradel, 2006).

Mit dem ersten Kernziel wird dabei die systematische Aktivierung des Muskelsystems verstanden, mit dem Hintergrund, den gesamten Organismus widerstandsfähig und gesund zu halten.

Die Durchführung sportlicher Aktivitäten lösen komplexe Anpassungsprozesse aus, welche die Herz-Kreislauf-Gesundheit und das Halte- und Bewegungssysteme des menschlichen Körpers positiv verändern: Durch regelmäßiges Ausdauertraining wird die Muskulatur stärker durchblutet und damit auch besser mit Sauerstoff und Nährstoffen versorgt womit sich die Zahl der Mitochondrien erhöht und die Enzyme effizienter arbeiten (Malek, Alper, Izumn, 1999, S. 2035-2042).

Schlussfolgern wird, mittels Stärkung physischer Gesundheit, das Halte- und Bewegungssystem ebenso wie das Herz-Kreislaufsystem leistungsfähiger, die physischen Gesundheitsressourcen werden optimiert und die Widerstandsfähigkeit gegen Krankheiten wird begünstigt.

Nach Badtke und Bitmann, sowie Banzer und Neumann genügt ein wöchentlicher zusätzlicher Energieverbrauch durch Muskelaktivität von 1000 kcal, um das Risiko kardiovaskulärer Erkrankungen und körperliche Beschwerden signifikant gering zu halten, sodass auch aus ärztlicher Sicht solche Personen als deutlich gesünder bewertet werden (1998; 1998).

1.6.2 Kernziel Verminderung von Risikofaktoren

Als weiteres Kernziel wird die Verminderung von Risikofaktoren, insbesondere des Herz-Kreislauf-Systems, formuliert (GKV-Spitzenverband, 2020, S. 67).

Die Risikofaktoren, die gleichzeitig auch die Handlungsfelder zur Vermeidung koronarer Herz-Krankheiten sind, umfassen neben Rauchen und ungesunder Ernährung auch Bewegungsmangel und dem damit einhergehenden Übergewicht. Besondere Beachtung erhält hier der Risikofaktor Bewegungsmangel, welcher meist negative Folgen wie Dyslipidämie, Diabetes und Hypertonie mit sich bringt (Piepoli et al., 2016).

Speziell die Zielgruppe Erwachsener mittleren Alters mit einem überwiegend bewegungsarmen Alltag stellen damit eine zentrale Risikogruppe dar. Mit einer Reduktion des Risikofaktors Bewegungsmangel, durch die Einführung einer strukturierten, geplanten, wiederholten und zielgerichteten sportlichen Aktivität, wird die Herz-Kreislauf-Gesundheit positiv beeinflusst.

Das körpereigene Gleichgewicht der katabolen und anabolen Prozesse wird wieder angetrieben. Mit zusätzlicher bewusster Bewegung wird der Energieumsatz durch die Aktivität der Muskelmasse anhaltend und effektiv erhöht. Der glykämische Stoffwechsel verbessert sich und die periphere Insulinresistenz nimmt ab. Zusätzlich verringert sich die Wahrscheinlichkeit einer überkalorischen Energiebilanz und die damit verbundene Inzidenz zu Übergewicht (König, Bönner, Berg, 2007).

Nicht nur der BMI wird sich durch die Verminderung des Risikofaktors Bewegungsmangel verbessern, sondern auch das Verhältnis der Lipoproteinfraktionen im Blut.

Aufgrund der körperlichen Mehraktivität erhöht sich das HDL-Cholesterin während sich die Triglyzeride verringern. Durch die Verringerung der Dyslipoproteinämie, mithilfe der Bewegungsföderung, kommt es zur Abnahme der Gefahr von Übergewicht und koronaren Herz-Erkrankungen wie Durchblutungsstörungen, Thrombosen oder Herzinfarkten (Leon et al., 2000; Katzmarzyk et al., 2003).

Die Ökonomisierung der Herztätigkeit wird anhand einer Prävention des Risikofaktors Bewegungsmangel angestrebt. Das Herz-Kreislauf-System passt sich der sportlichen Aktivität an und der systolische und diastolische Blutdruck sinkt (Fagard & Cornelissen, 2007). Die Herzfrequenz nimmt ab, gleichzeitig erhöht sich das Schlagvolumen und führt zu einem effektiv arbeitenden Herz-Kreislauf-System (Mewis et al., 2006; Speckmann et al., 2008).

Langfristig wirkt sich die Verminderung des Risikofaktors Bewegungsmangel besonders positiv auf die Gefäße aus und schont, beziehungsweise ökonomisiert, das Herz.

1.6.3 Kernziel Aufbau von Bindung an gesundheitssportliche Aktivität

Zuletzt definiert das Aufbauen von Bindung an gesundheitssportliche Aktivität das abschließende Kernziel des Präventionsprogramms (GKV-Spitzenverband, 2020, S. 67).

Das Erreichen von nachhaltigen, regelmäßigen und vor allem eigenständigen gesundheitssportlichen Maßnahmen ist für die Zielgruppe von zentraler Bedeutung.

84,5 Prozent der Frauen und 74,6 Prozent der Männer in Deutschland erreichen eine wöchentliche mäßig körperliche Aktivität nicht und leiden unter Bewegungsmangel. Nur etwa ein Viertel der Bevölkerung ist nach empfohlenem Mindestmaß sportlich aktiv (Krug et al., 2013).

Dazu kommt, bezogen auf die Zielgruppe von 45 bis 55-jährigen Erwachsenen, das etwa die Hälfte im Berufsalltag eine sitzende Tätigkeit ausübt (Finger, Mensink, Lange & Manz, 2017).

Auffallend ist, dass wenige einem regelmäßigen Bewegungstraining nachkommen, trotz erhöhten Bedarfs durch einen von Sitzen geprägten Berufsalltags. Es fehlt eine feste Bindung zum Gesundheitstraining, welche entscheidend ist für die Nachhaltigkeit und dauerhaften Integration von gesundheitssportlichen Aktivitäten, im Sinne der Herausbildung eines gesunden Lebensstils (Brehm & Bös, 2004, S. 18).

Das Kernziel strebt an, die Zielpersonen längerfristig an gesundheitssportliche Aktivitäten zu binden und Teilnahmebarrieren zu überwinden.

Wesentlich ist hierbei, dass die Voraussetzungen der Teilnehmer miteinbezogen werden und eine handlungsbezogene Wissensvermittlung erfolgt. Körperliche und zeitliche Überforderungen werden vermieden um Teilnahmebarrieren zu verringern. Darüber hinaus werden die emotionalen, motivatonalen, kognitiven und sozialen Gesundheitsressourcen mithilfe eines Leitfadens systematisch gestärkt (Brehm & Bös, 2004, S. 18-19).

Es wird vermittelt, wie die im Gesundheitssport durchgeführten und erlernten Maßnahmen auch im Alltag umgesetzt werden können um eine Einbindung in das tägliche Leben zu erleichtern.

Das Herz-Kreislauf-Gruppentraining soll das Gemeinschaftsgefühl, die sozialen Kompetenzen und ein positives Erleben von Sportaktivitäten fördern. Das allgemeine Befinden wird verbessert, positive Assoziationen zu gesundheitssportlichen Aktivitäten werden geschlossen, bis hin zum "Flow-Erlebnis" (Csikszentmihalyi, 1987).

Mit den positiven Erfahrungen, der Motivation, dem erlernten Wissen und der Erarbeitung eines eigenständigen Sportprogramms für die eigene Lebenssituation werden bestehende Barrieren abgebaut und eine Bindung an gesundheitssportliche Aktivitäten gefördert. Die Bewegung wird Bestandteil des Lebensalltags und wirkt mit der regelmäßigen Durchführung Risikofaktoren, wie Bewegungsmangel, und Herz-Kreislauf-Erkrankungen entgegen.

2 Inhaltlich-organisatorische Grobplanung des Kursprogramms

Im anschließenden Abschnitt wir die inhaltliche und organisatorische Grobplanung des Kurskonzepts „Herz-Kreislauf-Fitness" veranschaulicht.

2.1 Tabellarische inhaltlich-organisatorische Grobplanung

Die Darstellung behandelt die wesentlichen Punkte der Kursinhalte und deren Teilnehmerzahl. Das inhaltliche Zeitmaß des kompletten Kurses sowie die Anzahl und länge einzelner Kurseinheiten wird dazu angegeben. Darüber hinaus wird mit der Nennung der benötigten Ressourcen als auch der jeweilige Kursleiter und Kursanbieter die organisatorische Planung abgeschlossen.

Die Tabelleninhalte orientieren sich an den Grundsätzen und Empfehlungen des „Leitfaden Prävention - Handlungsfelder und Kriterien nach § 20 Abs. 2 SGB V" und des „Leitfaden Prävention - in stationären Pflegeeinrichtungen nach § 5 SGB XI" (GKV-Spitzenverband, 2020).

Tab. 3: Inhaltliche und organisatorische Grobplanung des Kurskonzepts „Herz-Kreislauf-Fitness"

Kursinhalte	Theoretische Einheit: Informativer Teil zur Vermittlung von Handlungs- und Effektwissen über die Prävention koronarer Herzkrankheiten und zentralen evidenzbasierten Maßnahmen (speziell körperliche Aktivität/Sport) Praktische Einheit: Ausübung des gesundheitsorientierten Ausdauertrainings zur Verbesserung physischer Gesundheit, Verminderung der Risikofaktoren, sowie das Sammeln eigener Erfahrungen bei körperlicher Aktivität Aufgabenheft „Mission: Fit": Aufgaben zur Reflektion der eigenen gesundheitsorientierten Fitness im Alltag und Verknüpfung der theoretischen und praktischen Einheiten zur Anwendung und Transfer in den Alltag
Kursdauer (in Wochen)	8 Wochen
Kurseinheiten (Anzahl)	8 Kurseinheiten (1 Einheit pro Woche)
Kurseinheiten (Dauer)	60 min je Kurseinheit

Zeitaufteilung Theorie/Praxis	Theorie: 15 min Informationsphase + 5 min Abschlussphase Praxis: 40 min (5 min Aufwärmen, 30 min Hauptteil, 5 min Abwärmen)
Teilnehmerzahl (min. / max.)	min. 6 Teilnehmer, max. 15 Teilnehmer
Benötigte Ressourcen	Räumlichkeiten: Kursraum für mind. 15 Teilnehmer, Trainingsfläche des Kursanbieters Trainingsgeräte: Stepp-Bretter, Gymnastikmatten, Gymnastikhanteln, Ausdauergeräte (Fahrradergometer, Crosstrainer oder Ellipsentrainer, Laufband, Liegefahrrad), Springseile Medien: Musikanlage, Musik, Laptop, Beamer, Flipchart, Flipchart-Marker, Schreibmaterial für Teilnehmer Hilfsmittel: Markierungshütchen, Stoppuhr, Stationskarten, Borg-Skala, Namensschild-Aufkleber, Kartenspiel, Wäscheklammern, Power-Point-Präsentation zu Teilnehmerinformationen und Aufgabenheft „Mission: Fit" Teilnehmerunterlagen (für alle Teilnehmer): Ausdruck Teilnehmerinformationen, Ausdruck Aufgabenheft „Mission: Fit", Ausdruck Stationskarten des Ausdauerzirkels
Kursleiter	Lehrer/in für Prävention und Gesundheitsförderung (DSSV)
Kursanbieter	Name Kursanbieter: Gesundheitszentrum Beyer Art der Einrichtung: Gesundheitszentrum mit zertifizierten Fitness- und Gesundheitsanlagen (BSA-Zert) Positionierung: Anbieter von Gesundheitssport und -präventionskursen Zertifizierungsgrundlage: DIN 33961 und Zertifizierungsprogramm Zert-Fit (akkreditiert durch DAkkS)

2.2 Inhaltliche Schwerpunkte und Programmstruktur

Der Inhalt des achtwöchigen primärpräventiven Kursprogramms untergliedert sich in drei Wirkungsfelder. Darunter fällt die „Theoretische Einheit", als informativer Teil des Kurses. Der umfangreichste Teil des Programms ist die „Praktische Einheit". Und das letzte Feld umfasst das Aufgabenheft „Mission: Fit", welches das Bindeglied zwischen Theorie und Praxis ist.

2.2.1 „Theoretische Einheit"

Die „Theoretische Einheit" weist einen aufklärenden Charakter auf. Die Teilnehmer erlangen hier ihr Wissen über die Prävention von koronaren Herzkrankheiten und lösungsorientiert dazu die evidenzbasierten Handlungsmaßnahmen. Anhand des Ausdrucks und der dazugehörigen Power-Point-Präsentation der Teilnehmerinformationen wird ein

Überblick und eine Orientierung über den Bewegungskurs hergestellt. Der Inhalt wie die Ziele des gesundheitsorientierten Ausdauertrainings werden in der informativen Phase klar beschrieben und sind in dem Ausdruck festgehalten. Jeder Teilnehmer erhält eine Kopie dieser Teilnehmerinformationen. In den anschließenden theoretischen Phasen werden die Bewegungsempfehlungen als langfristige Ressource für die persönliche Herz-Kreislauf-Gesundheit verdeutlicht. Dazu wird die Wichtigkeit ausreichender körperlicher Aktivität betont, in dem der Bewegungsmangel als Risikofaktor für koronare Herzerkrankungen gegenübergestellt wird. Es wird aufgeklärt welche positiven Effekte und Anpassungsprozesse im Körper entstehen, welche sich mit regelmäßigen und ausreichenden Ausdauertraining einstellen. Erlernt werden ebenso die variantenreichen Möglichkeiten von Ausdauertraining im Alltag, sowie die individuelle Belastung und das Ausmaß. Selbst erstellte persönliche Gesundheitsziele und darauf aufbauende Handlungspläne werden in den weiteren Kurseinheiten von den Teilnehmern, mit Hilfe des Kursleiters, erstellt. Auch eigene Weiterführungsmöglichkeiten und mögliche kommende Hürden und Probleme werden gemeinsam identifiziert und dazu Gegenstrategien angefertigt.

Damit wird neben der Aufklärung, die Integration von gesundheitsorientiertem Ausdauersport in den Alltag gefördert und persönliche Barrieren abgebaut.

Mit der Vermittlung von Handlungs- und Effektwissen, und alltagsnaher Einbindung der erlernten gesundheitsförderlichen Verhaltensweisen, wird übergeordnet eine nachhaltige Bindung an gesundheitssportliche Aktivität erreicht, hin zu einer Änderung zu einem gesunden aktiven Lebensstil (GKV-Spitzenverband, 2020, S. 56).

2.2.2 „Praktischen Einheit"

Im Praxisteil „Praktische Einheit" werden die erlernten Maßnahmen wirksam umgesetzt. Die Teilnehmer werden in der 40-minütigen Einheit im Kursraum ihr persönliches Ausdauertraining durchführen.

Unterteilt wird das Ausdauertraining zunächst in die Einleitende kurze Aufwärmphase. Hier werden die Teilnehmer mit kleinen Aufwärm-Spielen, Dehnübungen und Walking-Techniken auf die anschließende halbstündige Hauptphase vorbereitet. Jeder Teilnehmer erlernt hierbei die praktische Handhabung zur Vorbereitung auf ein ausdauergestütztes Training und verschiedenen Möglichkeiten zur späteren individuellen Nutzung.

Der darauf aufbauende Hauptteil ist das Kernelement des Herz-Kreislauf-Trainings. Die evidenzbasierte Handlungsempfehlung körperlicher Aktivität und Sport der Europäischen Gesellschaft für Kardiologie befürwortet ein insgesamt 150-minütiges gemäßigtes aerobes Fitnesstraining über die Woche. Verteilt auf einzelne Tage ausgelegt, empfiehlt sich eine 30 Minuten andauernde Trainingseinheit an 5 Tage in der Woche (Piepoli et al., 2016).

Aus dieser evidenzbasierten Empfehlung leitet sich die halbstündige Hauptphase im Präventionsprogramm „Herz-Kreislauf-Fitness" ab. Angeleitet durch den Kursleiter finden die ersten praktischen Kurseinheiten zunächst als Fitnesszirkel an verschiedenen Stationen statt. Damit wird die Gruppendynamik gestärkt das Heranführen an gesundheitssportliche Aktivitäten erleichtert. Der Inhalt des Gerätezirkels setzt sich aus Übungen an Stepp-Bretter, auf Gymnastikmatten und an Gymnastikhanteln zusammen. Hierbei werden gezielte Herz-Kreislauf orientierte Übungen und Bewegungsmuster erlernt, welche möglichst problemfrei in den Lebensalltag nach Abschluss des Präventionsprogrammes integriert werden können. Darunter fallen beispielsweise Übungen wie der Kniehebellauf und Hampelmann (Jumping Jacks) auf der Gymnastikmatte, Ausfallschritte (Lunges) mit Gymnastikhanteln oder die Hockwende und der Bergsteiger (Mountainclimber) auf dem Stepp-Brett. Alle Übungen sind im Ausdruck der Stationskarten des Ausdauerzirkels nachzulesen und werden an alle Teilnehmer verteilt.

Der niedrige Schwierigkeitsgrad verhindert eine zu schnelle Überforderung und begünstigt Erfolgsgefühle. Die dadurch gewonnen positiven Erfahrungen und die leichte Reproduzierbarkeit soll den Aufbau einer Bindung an gesundheitssportliche Aktivitäten herstellen.

In den letzten Kurseinheiten wird das gerätegestützte Ausdauertraining an den Trainingsgeräten Fahrradergometer, Crosstrainer oder Ellipsentrainer, Laufband und Liegefahrrad eingeführt. Das Kennenlernen der Ausdauergeräte soll die Angst und die Barrieren der Teilnehmer reduzieren und diese zum allumfassenden gesundheitlichen Ausdauersport ermutigen. Die Vielfältigkeit von Ausdauertraining wird insgesamt erlernt und alle Möglichkeiten werden so ausprobiert. So können die Teilnehmer neue Trainingsmöglichkeiten erlenen und sich individuell ihr Favoritentraining für die Integration in ihren Alltag auswählen.

Danach schließen die Teilnehmer mit der kurzen Abwärmphase ihr aktives Bewegungsprogramm ab. Mit Lockerungs-, Dehnungs- und Entspannungsübungen wird die letzte Phase der „Praktischen Einheit" vollendet. Dadurch soll die Muskelspannung reduziert, und die Muskulatur gelockert werden. Das Herz-Kreislauf-System und Atmung normalisieren sich und die Regeneration nach dem bewegungsreichen Ausdauertraining wird unterstützt. Mit der Abnahme von Pulsfrequenz, Blutdruck, Atmung, Temperatur und Anspannung kehrt die Entspannung und Beruhigung ein.

Das Ausklangs-Programm stärkt die physischen Gesundheitsressourcen mit der Wiederherstellung des Gleichgewichts zwischen Sympathikus und Parasympathikus, sowie dem sich einstellenden Erfolgserlebnis der Teilnehmer.

2.2.3   „Mission: Fit"

Das Aufgabenheft „Mission: Fit" repräsentiert eine komprimierte Wissensbank von Theorie und Praxis des ausdauerorientierten Präventionsprogramms „Herz-Kreislauf-Fitness". Besonders durch die aktiv gestalteten Kapitel des Aufgabenhefts, mit persönlichem Bezug zum eigenen Lebensalltag, wird die Brücke in einen zukünftig gesunden Lebensstil gebildet.

Wichtige Grundsätze und Kerninformationen der theoretischen Einheit sind hier zusammengefasst, und sind neben praktischen Übungsmöglichkeiten, Tipps und Ausdauertrainings-Varianten für den Alltag zu finden. Somit kann der Teilnehmer jederzeit aktiv damit arbeiten.

Daneben finden sich jeweils eigenständige Aufgaben, die in Form von schriftlicher Reflektion oder praktischer Ausübung erfüllt werden. Übungen wie die Bewertung der eigenen Gesundheits- und Risikosituation, die Aufstellung eigener Gesundheitsziele oder die praktische Ausübung eines zusätzlichen eigenständigen gemäßigten aeroben Fitnesstrainings von 30 Minuten werden hierbei bearbeitet.

Die eigenständig zu Erfüllenden Aufgaben stärken die Handlungskompetenz der Teilnehmer und stellen einen persönlichen Bezug zum Handlungs- und Effektwissen her. Die Teilnehmer werden zur Umsetzung der evidenzbasierten Handlungsempfehlung ermutigt, welche am Ende jeder Einheit, in Form einer Reflektion mit der Gruppe und Bearbeitung einer „Mission: Fit"-Aufgabe, aufgegriffen wird.

Entsprechend eines motivierenden und anregenden Präventionskurs werden gemeinschaftlich Handlungs- und Bewegungspläne zusammengestellt, mögliche Barrieren erfasst und dazu Überwindungsstrategien entwickelt sowie persönliche Notizen, Anmerkungen für verschiedene Trainingsformen, Übungsfavoriten und positive Effekte des Ausdauertrainings im „Mission: Fit' festgehalten.

Mit dem direkten Transfer von Ausdaueraktivitäten in den Alltag, schon während des Präventionsprogramms, wird durch Übungen mit der erlernten Theorie und Praxis auf individueller Ebene eine Bindung an gesundheitssportliche Aktivität hergestellt.

Somit wird die Integration von Ausdauersport erleichtert und eine Fortsetzung gewährleistet.

Mit der Umsetzung einer regelmäßigen, strukturierten, und zielgerichteten sportlichen Aktivität, werden schlussendlich die Kernziele erreicht. Die Herz-Kreislauf-Gesundheit wird mit einer dauerhaften Integration des Bewegungsprogramms positiv beeinflusst und trägt zur Verminderung von Risikofaktoren bei. Im Sinne eines daraus resultierenden aktiven gesundheitsbewussten Lebensstils wird darüber hinaus die physische Gesundheit gestärkt.

3   Inhaltlich-methodische   Detailplanung   des   Kursprogramms

In der folgenden Übersicht wird die inhaltliche Detailplanung des primärpräventiven Kursprogramms „Herz-Kreislauf-Fitness" in tabellarischer Form dargestellt. Jede Kurseinheit enthält einen übergeordneten Themenschwerpunkt mit Lernzielen und daran angelehnten Lerninhalten, welche die Grundstruktur und Grobplanung der Präventionsmaßnahme widerspiegeln.

Tab. 4: Inhaltliche und methodische Detailplanung des Kurskonzepts „Herz-Kreislauf-Fitness"

Wo-che	Kurs-einheit	Hauptthema der Kurseinheit	Lernziele	Lerninhalte	Umsetzungsaspekte
1	KE1	Einleitung in das Kursprogramm: Programmplan und Ziele „Herz-Kreislauf-Fit-ness"	• Kenntnis über den organisatorischen Aufbau des Kursprogramms (Programminhalt) • Kenntnis der übergeordneten Ziele des Kursprogramms (Gesundheitsziele) • Kennenlernen des Kursinhalts (Ausdauertraining, Aufgabenheft „Mission: Fit")	Theoretisch: • Kennenlernen des Kursprogramms anhand des Ausdruck Teilnehmerinformationen • Kennenlernen der Ziele des Kurses Praktisch: • Erster Kontakt mit Ausdauertraining: Aufwärmen (kleines Spiel), Ausdauerzirkel (mit Hilfe von Stationskarten), Abwärmen (Entspannungsübungen) • Erster persönlicher Alltagsbezug Ausdauertraining: Aufgabenheft „Mission: Fit" (Erwartungen)	Organisationsform: Gruppenprogramm im Kursraum und Trainingsfläche Medien: Laptop, Beamer, Musikanlage, Musik, Schreibmaterial Hilfsmittel: Power-Point-Präsentation (Teilnehmerinformationen), Aufgabenheft „Mission: Fit", Markierungshütchen, Stoppuhr, Stationskarten, Namensschild-Aufkleber
2	KE2	Aufklärung über die Ressource gesundheitsorientiertes Ausdauertraining: Handlungsempfehlung, Bedeutung, Risiko	• Aufbau der Handlungs- und Wissenskompetenz zum gesundheitsorientierten Ausdauersport (Handlungsempfehlungen, Bedeutung und Risiko für die Gesundheit) • Gestaltung und Wiederholung Aktivitätseinheiten nach Handlungsempfehlungen	Theoretisch: • Aufklärung der Handlungsempfehlungen, des Risikos bei Inaktivität und ableitend die Bedeutung von Ausdauertraining • Reflexion eigener Aktivität und Risiken Praktisch: • Ausdauertraining: Aufwärmen (Gehvariationen), Ausdauerzirkel (mit Stationskarten), Abwärmen (Dehnprogramm) • Alltagsbezug Aufgabenheft „Mission: Fit": Eigenes Aktivitätsprotokoll, erste Heimaufgabe (bis KE3 mind. eine zusätzliche 30 min Ausdaueraktivität)	Organisationsform: Gruppenprogramm im Kursraum und Trainingsfläche Medien: Flipchart, Flipchart-Marker, Musikanlage, Musik, Schreibmaterial Hilfsmittel: Vorgefertigte Flipcharts, Aufgabenheft „Mission: Fit", Markierungshütchen, Stoppuhr, Stationskarten

20

Wo-che	Kurs-einheit	Hauptthema der Kurseinheit	Lernziele	Lerninhalte	Umsetzungsaspekte
3	KE3	Transfer der Handlungsemp-fehlung in das in-dividuelle ge-sundheitsorien-tierte Ausdauer-training: Belastungsdo-sierung und Be-wertung	• Wissenserwerb der persönli-chen Belastungsdosierung und Belastungsbewertung (Borg-Skala) • Wissen ins praktische trans-ferieren und Handlungskom-petenz erweitern: Ausübung eines Ausdauer-programms nach individuel-ler Belastungsintensität	Theoretisch: • Information über Belastungsintensität und Bewer-tung mithilfe der Borg-Skala • Erstellung eines individuellen Ausdauerpro-gramms nach entsprechender Belastung Praktisch: • Ausdauertraining: Aufwärmen (kleines Spiel), ge-rätegestütztes Ausdauertraining mit persönlicher Belastungsdosierung (mit Stationskarten), Abwär-men (Entspannungsübungen) • Alltagsbezug Aufgabenheft „Mission: Fit": Bewer-tung der Aktivitätseinheit mit Borg-Skala, Heimau-fgabe (bis KE4 mind. eine zusätzliche 30 min Aus-daueraktivität)	Organisationsform: Gruppenprogramm im Kursraum und Trainingsfläche Medien: Laptop, Beamer, Flipchart, Flipchart-Marker, Musikanlage, Musik, Schreibmaterial Hilfsmittel: Aufgabenheft „Mission: Fit", Borg-Skala, Markierungshütchen, Stoppuhr, Wäscheklammern
4	KE4	Gesundheitsför-derliche Effekte von Ausdauer-training: Positive Auswir-kung auf das Herz-Kreislauf-System	• Erweiterung Wissenskom-petenz: Erlernen der Auswir-kungen/Effekte von gesund-heitsorientierten Ausdauer-training auf den Gesund-heitszustand • Motivation zur Alltags-In-tegration durch individueller Nutzen von Ausdauersport	Theoretisch: • Information gesundheitsförderliche Effekte und Auswirkungen auf das Herz-Kreislauf-System Praktisch: • Ausdauertraining: Aufwärmen (Gehvariationen), Ausdauerzirkel (mit Stationskarten), Abwärmen (Dehnprogramm) • Alltagsbezug Aufgabenheft „Mission: Fit": Wahr-genommene Effekte, Heimaufgabe (bis KE5 mind. eine zusätzliche 30 min Ausdaueraktivität)	Organisationsform: Gruppenprogramm im Kursraum und Trainingsfläche Medien: Laptop, Beamer, Musikanlage, Musik, Schreibmaterial Hilfsmittel: Aufgabenheft „Mission: Fit", Markierungshütchen, Stoppuhr, Stationskarten

Wo-che	Kurs-einheit	Hauptthema der Kurseinheit	Lernziele	Lerninhalte	Umsetzungsaspekte
5	KE5	Alltagstransfer Gesundheits-ziele: Eigene Zielset-zung und per-sönliche Aktivitätsstrate-gien	• Aktivitätsstrategie und Ge-sundheitsziele als Pro-grammplan aufstellen: als persönlichen Motivation zum gesunden bewegungs-reichen Lebensstils, • als persönliche Möglichkeit zu Realisierung der Ziele, • als feste Einbindung von ge-sundheitsorientierten Aus-dauertraining nach Kursab-schluss	Theoretisch: • Festlegung eigner Gesundheitsziele • Erstellung eigner Konzepte und Handlungspläne als Aktivitätsstrategie zum Erreichen der Ziele Praktisch: • Ausdauertraining: Aufwärmen (kleines Spiel), Ausdauerzirkel (mit Stationskarten), Abwärmen (Entspannungsübungen) • Alltagsbezug Aufgabenheft „Mission: Fit". Heim-aufgabe mittels Aktivitätsstrategie (bis KE6 mind. eine zusätzliche 30 min Ausdaueraktivität)	Organisationsform: Gruppenprogramm im Kursraum und Trainingsfläche Medien: Flipchart, Flipchart-Marker, Musikanlage, Musik, Schreibma-terial Hilfsmittel: Vorgefertige Flipcharts, Auf-gabenheft „Mission: Fit", Markie-rungshütchen, Kartenspiel, Stati-onskarten, Stoppuhr
6	KE6	Barrieren im All-tag: Hindernisse und erfolgreiche Lösungsansätze	• Präventive Identifizierung potenzieller Barrieren bei der Ausübung gesundheits-orientierten Ausdauertrai-nings • Handlungskompetenz bei Hindernisse fördern: Erar-beitung von Gegenmaßnah-men zum Umgang und Überwindung individueller Barrieren	Theoretisch: • Gemeinschaftliches zusammentragen von mögli-chen Aktivitätshindernissen und Problemen • Ausarbeitung und Vorstellung eigener Lösungsan-sätzen zur Überwindung der Hindernisse Praktisch: • Ausdauertraining: Aufwärmen (Gehvariationen), gerätegestütztes Ausdauertraining, Abwärmen (Dehnprogramm) • Alltagsbezug Aufgabenheft „Mission: Fit". Heim-aufgabe mit Bewältigung einer Barriere (bis KE7 mind. eine zusätzliche 30 min Ausdaueraktivität)	Organisationsform: Gruppenprogramm im Kursraum und Trainingsfläche Medien: Flipchart, Flipchart-Marker, Musikanlage, Musik, Schreibma-terial Hilfsmittel: Vorgefertigte Flipcharts, Auf-gabenheft „Mission: Fit", Markie-rungshütchen, Stoppuhr

22

Wo-che	Kurs-einheit	Hauptthema der Kurseinheit	Lernziele	Lerninhalte	Umsetzungsaspekte
7	KE7	Kenntnisse und Handlungsfähig-keiten im ge-sundheitsbe-wussten Verhal-ten; Eigene Kompe-tenzentwicklung	• Reflexion aller neu erworbe-ner Wissens- und Hand-lungskompetenzen für einen gesunden aktiven Lebensstil • Anwendung erlernter Kom-petenzen im Alltag als Res-source • Bewertung der Erfahrungen mit dem Präventionspro-gramm	Theoretisch: • Wiederholung voran gegangener Kurseinheiten • Gruppendiskussion über Erfahrungen, Anwen-dung und Entwicklung der eigenen Kompetenzen Praktisch: • Ausdauertraining: Aufwärmen (kleines Spiel), ge-rätegestütztes Ausdauertraining, Abwärmen (Ent-spannungsübungen) • Alltagsbezug Aufgabenheft „Mission: Fit": Persön-liche Erfahrung mit dem Kurs, Aktuelles Aktivitäts-protokoll, Heimaufgabe (bis KE8 mind. eine zu-sätzliche 30 min Ausdaueraktivität)	Organisationsform: Gruppenprogramm im Kursraum und Trainingsfläche Medien: Laptop, Beamer, Flipchart, Flipchart-Marker, Musikanlage, Musik, Schreibmaterial Hilfsmittel: Power-Point-Präsentation (Teilnehmerinformationen), Auf-gabenheft „Mission: Fit", Borg-Skala, Markierungshütchen, Stoppuhr
8	KE8	Ausdauernd im Alltag: Beibehaltung des gesund-heitsbewussten Bewegungspro-gramms	• Dauerhafte und nachhaltige Integration des individuellen gesundheitsorientierten Ausdauertrainings • Bewegungsfreude und Moti-vation zu einem bewussten gesunden Lebensstil	Theoretisch: • Besprechung persönliches Alltagsprotokoll mit Einbezug von Ausdaueraktivitäten (Empfehlung) • Aktivitätsversprechen und Kursabschluss Praktisch: • Ausdauertraining: Aufwärmen (Gehvariationen), gerätegestütztes Ausdauertraining, Abwärmen (Dehnprogramm) • Alltagsbezug Aufgabenheft „Mission: Fit": Ausdaueraktivitäten-Favoriten, Motivationsbrief, Heimaufgabe (mind. eine zusätzliche 30 min Aus-daueraktivität)	Organisationsform: Gruppenprogramm im Kursraum und Trainingsfläche Medien: Laptop, Beamer, Flipchart, Flipchart-Marker, Musikanlage, Musik, Schreibmaterial Hilfsmittel: Power-Point-Präsentation (Teilnehmerinformationen), Auf-gabenheft „Mission: Fit", Borg-Skala, Markierungshütchen, Stoppuhr

23

4   Dokumentation und Evaluation des Kursprogramms

Mit dem Evaluationskonzept wird die Erreichung der Interventionsziele, welche aus den Kernzielen des Präventionsprogramm „Herz-Kreislauf-Fitness" formuliert werden, überprüft.

Veranschaulicht wird das erhobene Evaluationskonzept des Kursprogramms in der nachfolgenden Tabelle.

Tab. 5: Evaluationskonzept für das Präventionsprogramm „Herz-Kreislauf-Fitness"

Übergeordnetes Kursziel	Messbares Interventionsziel	Zielindikator	Erhebungsmethode	Erhebungsinstrument	Messzeitpunkte (t)
Stärkung physischer Gesundheit	Steigerung der aeroben körperlichen Aktivität mit moderater Intensität auf 150 min/ Woche (je 30 min an 5 Tage/Woche)	Körperliche Aktivität mit moderat-intensiver Belastung (4-6 MET) in Minuten pro Woche im Alltag und beim Sport	Standardisierte schriftliche Befragung	Freiburger Fragebogen zur körperlichen Aktivität (Kurzform: FFKA)	t_0 = 1 Woche vor Kursbeginn t_1 = letzte Kurseinheit nach 8 Wochen
Verminderung von Risikofaktoren	Verringerung des Risikofaktors Bluthochdruck mittels Senkung der Blutdruckwerte um 6 mmHg systolisch und 5 mmHg diastolisch	Blutdruckwerte mit systolischem Druck und diastolisch Druck (in mmHg) bei körperlicher Ruhe	Standardisierter Messvorgang der Blutdruckmessungen	Digitales Oberarm-Blutdruckmessgerät	t_0 = 1 Woche vor Kursbeginn t_1 = letzte Kurseinheit nach 8 Wochen
Aufbau von Bindung an gesundheitssportliche Aktivität	Festigung von regelmäßiger, dauerhafter Teilnahme/ Ausübung von gesundheitssportlichen Aktivitäten in gleichmäßigen Abständen über die Woche verteilt (insgesamt 150 min/ Woche)	Körperliche Aktivität pro Woche (in Minuten) in regelmäßigen Abständen	Standardisierte schriftliche Befragung	Bewegungs- und Sportaktivität Fragebogen (Kurzform: BSA-Fragebogen oder BSA-F)	t_0 = 1 Woche vor Kursbeginn t_1 = letzte Kurseinheit nach 8 Wochen

5 Literaturverzeichnis

Badtke, G. & Bitmann, G. (1998). Bewegungsapparat – Rücken. In K. Bös & W. Brehm (Hrsg.), *Gesundheitssport: Ein Handbuch* (S. 266-276). Schorndorf: Hofmann.

Banzer, W. & Neumann, G. (1998). Bewegungsapparat – allgemein. In K. Bös & W. Brehm (Hrsg.), *Gesundheitssport: Ein Handbuch* (S. 256-266). Schorndorf: Hofmann.

Brehm, W., Janke, A., Sygusch, R., Wagner, P., & Gradel, C. (2006). *Gesund durch Gesundheitssport: Zielgruppenorientierte Konzeption, Durchführung und Evaluation von Gesundheitssportprogrammen.* Weinheim: Juventa-Verlag.

Brehm, W. & Bös, K. (2004). Ziele und deren Sicherung im Gesundheitssport mit der Orientierung Prävention und Gesundheitsförderung. In A. Woll (Hrsg.), *Intervention und Evaluation im Gesundheitssport und in der Sporttherapie* (S. 11-26.). Hamburg: Czwalina.

Bund-Länder-Koordinierungsstelle für den Deutschen Qualifikationsrahmen für lebenslanges Lernen [DQR] (Hrsg.). (2017). *Handbuch zum Deutschen Qualifikationsrahmen. Struktur – Zuordnungen – Verfahren – Zuständigkeiten.* o. O.: Autor.

Colberg, S. R., Sigal, R. J., Fernhall, B., Regensteiner, J. G., Blissmer, B. J., Rubin, R. R et al. (2010). Exercise and type 2 diabetes: the American College of Sports Medicine and the American Diabetes Association: joint position statement. *Diabetes care, 33* (12), e147–e167. https://doi.org/10.2337/dc10-9990

Csikszentmihalyi, M. (1987). *Das flow-Erlebnis. Jenseits von Angst und Langeweile: im Tun aufgehen* (2. Aufl.). Stuttgart: Klett-Cotta Verlag.

Deutsche Herzstiftung e. V. (Hrsg.). (2020). *31. Deutscher Herzbericht 2019. Sektorenübergreifende Versorgungsanalyse zur Kardiologie, Herzchirurgie und Kinderherzmedizin in Deutschland.* Stuttgart: Thieme Verlag.

Deutscher Olympischer Sportbund e. V. [DOSB] (Hrsg.). (2014). *Prävention in Deutschland. Gesundheitsförderung durch Bewegung und Sport. Informationen für Ärztinnen und Ärzte* (2., überarbeitete Aufl.). Frankfurt am Main: DOSB.

Duggal, N. A., Pollock, R. D., Lazarus, N. R., Harridge, S., & Lord, J. M. (2018). Major features of immunesenescence, including reduced thymic output, are ameliorated by high levels of physical activity in adulthood. *Aging cell, 17* (2), e12750. https://doi.org/10.1111/acel.12750

Eiff, A. W. von (1976). *Seelische und körperliche Störungen durch Streß*. Stuttgart: Fischer.

Fagard, R. H., & Cornelissen, V. A. (2007). Effect of exercise on blood pressure control in hypertensive patients. *European journal of cardiovascular prevention and rehabilitation: official journal of the European Society of Cardiology, Working Groups on Epidemiology & Prevention and Cardiac Rehabilitation and Exercise Physiology, 14* (1), 12–17. https://doi.org/10.1097/HJR.0b013e3280128bbb

Finger, J. D., Mensink, G. B. M., Lange, C. & Manz, K. (2017). Arbeitsbezogene körperliche Aktivität bei Erwachsenen in Deutschland. *Journal of Health Monitoring, 2* (2), 29–36. https://doi.org/10.17886/RKI-GBE-2017-026

Frey, I., Berg, A., Grathwohl, D. & Keul, J. (1999). Freiburger Fragebogen zur körperlichen Aktivität-Entwicklung, Prüfung und Anwendung. *Sozial- und Präventivmedizin SPM, 44* (2), 55–64. https://doi.org/10.1007/BF01667127

Fuchs, R., Klaperski, S., Gerber, M. & Seelig, H. (2013). *Messung der Bewegungs- und Sportaktivität: Der BSA-Fragebogen*. Freiburg i. Br.

GKV-Spitzenverband. (2020). *Leitfaden Prävention Handlungsfelder und Kriterien nach § 20 Abs. 2 SGB V. Leitfaden Prävention in stationären Pflegeeinrichtungen nach § 5 SGB XI*. Zugriff am 25.03.2020. Verfügbar unter https://www.gkv-spitzenverband.de/media/dokumente/krankenversicherung_1/praevention__selbsthilfe__beratung/praevention/praevention_leitfaden/Leitfaden_Pravention_2020_barrierefrei.pdf

Gohlke, H. (2012) Primärprävention der koronaren Herzerkrankung. *Herz Kardiovaskuläre Erkrankungen, 37*, 75–80. https://doi.org/10.1007/s00059-011-3554-0

Katzmarzyk, P. T., Leon, A. S., Wilmore, J. H., Skinner, J. S., Rao, D. C., Rankinen, T. et al. (2003). Targeting the metabolic syndrome with exercise: evidence from the HERITAGE Family Study. *Medicine and science in sports and exercise, 35* (10), 1703–1709. https://doi.org/10.1249/01.MSS.0000089337.73244.9B

König, D., Bönner, G. & Berg, A. (2007). Bedeutung von Adipositas und Bewegungsmangel in der kardiovaskulären Primärprävention. *Herz Kardiovaskuläre Erkrankungen, 32*, 553–559. https://doi.org/10.1007/s00059-007-3019-7

Krug, S., Jordan, S., Mensink, G. B. M., Müters, S., Finger, J. D. & Lampert, T. (2013). Körperliche Aktivität. Ergebnisse der Studie zur Gesundheit Erwachsener in Deutschland (DEGS1). *Bundesgesundheitsblatt, 56*, 765–771.

Leon, A. S., Rice, T., Mandel, S., Després, J. P., Bergeron, J., Gagnon, J. et al. (2000). Blood lipid response to 20 weeks of supervised exercise in a large biracial population:

the HERITAGE Family Study. *Metabolism: clinical and experimental, 49* (4), 513–520. https://doi.org/10.1016/s0026-0495(00)80018-9

Malek, A. M., Alper, S. L., & Izumo, S. (1999). Hemodynamic shear stress and its role in atherosclerosis. *JAMA, 282* (21), 2035–2042. https://doi.org/10.1001/jama.282.21.2035

Mewis, C., Riessen, R. & Spyridopoulos, I. (2006). *Kardiologie compact. Alles für Station und Fachprüfung* (2., unveränderte Aufl.). Stuttgart: George Thieme Verlag.

Piepoli, M. F., Hoes, A. W., Agewall, S., Albus, C., Brotons, C., Catapano, A. L., et al. (2016). 2016 European Guidelines on cardiovascular disease pre-vention in clinical practice. The Sixth Joint Task Force of the European Society of Cardiology and Other Societies on Cardiovascular Disease Prevention in Clinical Practice (constituted by representatives of 10 societies and by invited experts). Developed with the special contributi-on of the European Association for Cardiovascular Prevention & Rehabi-litation (EACPR). *European Heart Journal, 37* (29), 2315–2381.

Robert Koch-Institut (Hrsg.). (2009). *Gesundheitsberichterstattung des Bundes. Heft 48. Krankheitskosten.* Berlin: Robert Koch-Institut.

Robert Koch-Institut (Hrsg.). (2014). *Koronare Herzkrankheit. Faktenblatt zu GEDA 2012: Ergebnisse der Studie Gesundheit in Deutschland aktuell 2012.* Berlin: Robert Koch-Institut.

Robert Koch-Institut (Hrsg.). (2015). *Gesundheitsberichterstattung des Bundes. Gemeinsam getragen von RKI und Destatis.* Berlin: Robert Koch-Institut.

Rühl, J., Kreuzer, S. & Obenaue, K. (2008). *Cardio-Aktiv. Herz-Kreislauf-Training für Jung und Alt. Kursmanual.* Aachen: Meyer & Meyer Verlag.

Siegrist, J. (1988). Sozioemotionale Belastungen und koronares Risiko: Neue Forschungsergebnisse und ihre praktische Bedeutung. *Die Internistische Welt*, 200-207.

Speckmann, E.-J., Hescheler, J. & Köhling, R. (2008). *Physiologie* (5. Aufl.). München: Elsevier-Verlag.

Statistisches Bundesamt [Destatis] (Hrsg.). (2017). *Gesundheit. Todesursachen in Deutschland* (Fachserie 12, Reihe 4). Wiesbaden: Hrsg.

6 Abbildungs- und Tabellenverzeichnis

Tab. 1: Wirksamkeit der Primärprävention „Herz-Kreislauf-Fitness" anhand der
Leitlinie der Europäischen Gesellschaft für Kardiologie (Piepoli et al., 2016).... 7

Tab. 2: Zielgruppendefinition der geplanten Präventionsmaßnahme „Herz-Kreislauf-
Fitness" 9

Tab. 3: Inhaltliche und organisatorische Grobplanung des Kurskonzepts „Herz-
Kreislauf-Fitness" 14

Tab. 4: Inhaltliche und methodische Detailplanung des Kurskonzepts „Herz-Kreislauf-
Fitness" .... _ 20

Tab. 5: Evaluationskonzept für das Präventionsprogramm „Herz-Kreislauf-Fitness"... 24

Anhang

Anhang 1: BSA-Fragebogen

1	Sind Sie berufstätig oder in Ausbildung?		
	☐ ja ⇨ weiter mit Frage 2	☐ nein ⇨ weiter mit Frage 3	
2	Ihre Berufstätigkeit bzw. Ausbildung umfasst…		
sitzende Tätigkeiten	☐ keine	☐ eher wenig	☐ eher mehr	☐ viel
mäßige Bewegung	☐ keine	☐ eher wenig	☐ eher mehr	☐ viel
intensive Bewegung	☐ keine	☐ eher wenig	☐ eher mehr	☐ viel
3	An wie vielen Tagen und wie lange haben Sie die folgenden Aktivitäten **in den letzten 4 Wochen** ausgeübt?		
Zu Fuß zur Arbeit gehen (auch längere Teilstrecken)	an …… Tagen während der 4 Wochen	ca. …… Minuten pro Tag	nicht gemacht ☐
Zu Fuß zum Einkaufen gehen	an …… Tagen während der 4 Wochen	ca. …… Minuten pro Tag	nicht gemacht ☐
Radfahren zur Arbeit	an …… Tagen während der 4 Wochen	ca. …… Minuten pro Tag	nicht gemacht ☐
Radfahren zu sonstigen Fortbewegungszwecken	an …… Tagen während der 4 Wochen	ca. …… Minuten pro Tag	nicht gemacht ☐
Spazierengehen	an …… Tagen während der 4 Wochen	ca. …… Minuten pro Tag	nicht gemacht ☐
Gartenarbeit (z.B. Rasen mähen, Hecke schneiden)	an …… Tagen während der 4 Wochen	ca. …… Minuten pro Tag	nicht gemacht ☐
Körperlich anstrengende Hausarbeit (z.B. Putzen, Aufräumen)	an …… Tagen während der 4 Wochen	ca. …… Minuten pro Tag	nicht gemacht ☐

Körperlich anstrengende Pflegearbeit (z.B. Kinder betreuen, Kranke pflegen)	an ...... Tagen während der 4 Wochen	ca. ...... Minuten pro Tag	nicht gemacht ☐

4	An wie vielen Tagen und wie lange haben Sie die folgenden Aktivitäten **in den letzten 4 Wochen** ausgeübt?		
Treppensteigen	an ...... Tagen während der 4 Wochen	ca. ...... Stockwerke pro Tag	nicht gemacht ☐

5	Haben Sie **in den letzten 4 Wochen** regelmäßige sportliche Aktivität betrieben?
☐ ja ⇨ weiter mit Frage 6	☐ nein ⇨ weiter mit Frage xy

6	Um welche sportliche(n) Aktivität(en) handelt es sich dabei? Bitte berücksichtigen Sie hier das Radfahren nur dann, wenn es sich um **Radsport** handelt (Radfahren zur Arbeit und zu sonstigen Fortbewegungszwecken bitte oben unter Frage 3 eintragen).

A	B	C
.... (bitte hier eintragen)	.... (bitte hier eintragen)	.... (bitte hier eintragen)
Aktivität **A** habe ich in den **letzten 4 Wochen** ca. ...... Mal ausgeübt, und zwar bei jedem Mal für ca. ...... Minuten	Aktivität **B** habe ich in den **letzten 4 Wochen** ca. ...... Mal ausgeübt, und zwar bei jedem Mal für ca. ...... Minuten	Aktivität **C** habe ich in den **letzten 4 Wochen** ca. ...... Mal ausgeübt, und zwar bei jedem Mal für ca. ...... Minuten

Anhang 1: Freiburger Fragebogen zu körperlichen Aktivität

> ## Freiburger Fragebogen zur körperlichen Aktivität - *Kurzform*

Name:... Größe: ....cm Gewicht: ....kg

1) **Sind Sie berufstätig** (auch Hausfrau) **oder in Ausbildung?**

    ☐ nein   ☐ ja   Ihre berufliche Tätigkeit beinhaltet hauptsächlich:

           ☐ **sitzende Tätigkeiten** (z.B.: Büro, Student...)

           ☐ **mäßige Bewegung** (z.B.: Handwerker, Hausmeister, Hausfrau...)

           ☐ **intensive Bewegung** (z.B.: Postzusteller, Wald- und Bauarbeiter...)

---

2   **Waren Sie in der <u>letzten Woche</u> zu Fuß unterwegs,**

a)   ... **auf dem Weg zur Arbeit oder zum Einkaufen usw.?**   ☐ nein   ☐ ja

     Wenn ja, wie lange sind Sie dabei gegangen?   <u>insgesamt</u> .... Minuten/Stunden

b)   ... **zum Spazierengehen?**   ☐ nein   ☐ ja

     Wenn ja, wie lange waren Sie <u>letzte Woche</u> spazieren?   <u>insgesamt</u> .... Minuten/Stunden

---

3   **Sind Sie in der <u>letzten Woche</u> Fahrrad gefahren,**

a)   ... **zur Arbeit oder zum Einkaufen usw.?**   ☐ nein   ☐ ja

     Wenn ja, wie lange sind Sie dabei geradelt?   <u>insgesamt</u> .... Minuten/Stunden

b)   ... **auf dem Heimtrainer bzw. auf Radtouren?**   ☐ nein   ☐ ja

     Wenn ja, wie lange sind Sie dabei geradelt?   <u>insgesamt</u> .... Minuten/Stunden

                                                .... Watt

---

4)   **Haben Sie einen Garten?**   ☐ nein   ☐ ja   Wenn ja,

     wieviel <u>**Stunden**</u> haben Sie <u>letzte Woche</u> in Ihrem Garten verbracht? .... **Stunden pro Woche.**

                         Davon waren   .... Stunden **Garten**arbeit

                         und   .... Stunden **Ruhe** und **Erholung**

---

5)   **Steigen Sie regelmäßig Treppen?**   ☐ nein

           ☐ ja, ... Stockwerke, ... mal am **Tag**

---

6)   **Sind Sie im <u>letzten Monat</u> geschwommen?**   ☐ nein

           ☐ ja, ca......... Stunden im **Monat** (reine **Schwimm**zeit)

---

7)   **Haben Sie im <u>letzten Monat</u> Sport betrieben?**

     (z.B.: Jogging, Fußball, Handball, Federball, Squash, Gymnastik, Tennis, Tischtennis ....)

           ☐ nein

           ☐ ja   **wenn ja, welchen Sport**

Beispiel:			
.....1.. Dauerlauf.......	ca.	..30..	Minuten/~~Stunden~~ pro Woche/~~Monat~~
.....2.. Federball.......		..2...	~~Minuten~~/Stunden pro ~~Woche~~/Monat

     1. .... ca.   .... Minuten/Stunden pro Woche/Monat

     2. .... Minuten/Stunden pro Woche/Monat

     3. .... Minuten/Stunden pro Woche/Monat

     4. .... Minuten/Stunden pro Woche/Monat

---

8)   **Gehen Sie zu Tanzveranstaltungen und/oder kegeln Sie?**

     Tanzen: ☐ nein ☐ ja   ......mal / **Monat**   je: .... **Stunden**

     Kegeln: ☐ nein ☐ ja   ......mal / **Monat**   je: .... **Stunden**

                                                   Vielen Dank

© Dr. rer.nat. I. Frey / Prof. Dr. med. A. Berg – Med. Univ.Klinik Freiburg, Abt. Rehabilitative und Präventive SportMedizin

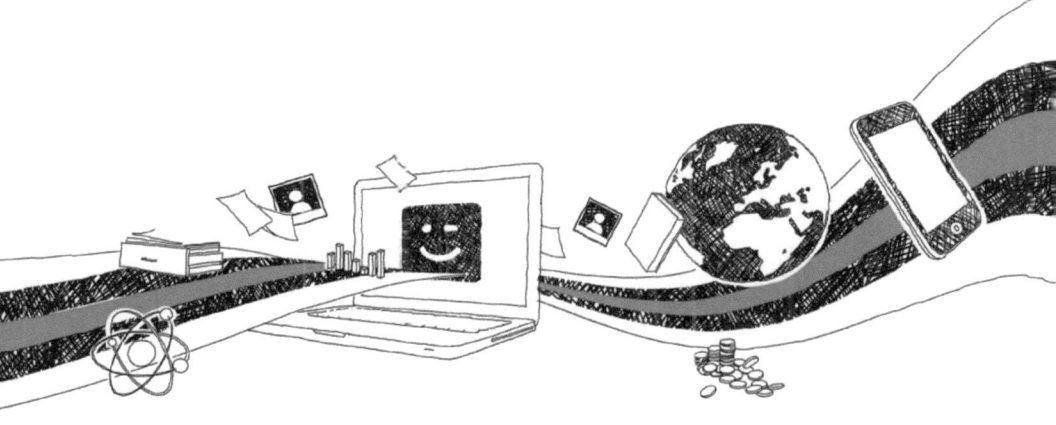
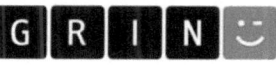